AF299744

RÉFLEXIONS

SUR LA

NÉVRALGIE LOMBO-ABDOMINALE

CONSIDÉRÉE SURTOUT AU POINT DE VUE

DES CAUSES ET DU DIAGNOSTIC

PAR

J. A. FORT

Docteur en médecine de la Faculté de Paris,
Médecin consultant aux eaux de Cauterets,
Professeur particulier d'anatomie, de médecine et de chirurgie,
Ancien interne en médecine et en chirurgie des hôpitaux civils de Paris
(médaille de bronze),
Ancien pharmacien des hôpitaux civils de Paris,
Élève de l'École pratique.

PARIS

IMPRIMERIE DE E. MARTINET

RUE MIGNON, 2

1863

RÉFLEXIONS

SUR

LA NÉVRALGIE LOMBO-ABDOMINALE

CONSIDÉRÉE SURTOUT AU POINT DE VUE

DES CAUSES ET DU DIAGNOSTIC

Le sujet que nous nous proposons d'étudier est trop vaste pour que nous osions en entreprendre une description complète. Nous appellerons surtout l'attention sur les causes de la névralgie lombo-abdominale, sur les moyens de la reconnaître, et sur les erreurs de diagnostic dont elle est tous les jours la source. Nous ne pourrons qu'effleurer les symptômes et le traitement.

Beaucoup d'auteurs ont écrit sur ce sujet, plusieurs d'entre eux ont vu les rapports qu'affecte cette névralgie avec les maladies de certains viscères ; mais ils n'ont pas vu la fréquence avec laquelle se montre la névralgie lombo-abdominale symptomatique des lésions viscérales, ou s'ils l'ont vue, ils n'y ont pas assez insisté. Depuis longtemps notre attention était éveillée sur ce sujet, et c'est après avoir vu beaucoup de malades, après avoir longtemps médité, que nous avons écrit ces pages pour lesquelles nous demandons toute l'indulgence de nos juges.

Les observations que nous avons pu recueillir depuis plusieurs années sont très-nombreuses. On rencontre à chaque pas la névralgie lombo-abdominale, soit à l'hôpital, soit en ville. Il suffit d'apporter la moindre attention à l'examen des malades pour se convaincre de la vérité de ce que nous avançons. C'est la grande fréquence de cette névralgie et le défaut de place qui nous font renoncer à l'idée que nous avions eue d'abord de citer avec détail nos observations.

Définition.

Qu'est-ce que la névralgie lombo-abdominale?

C'est une douleur, comme l'indique le mot *névralgie* (νευρον, nerf; αλγος, douleur), siégeant sur le trajet d'un ou de plusieurs des nerfs rachidiens qui descendent obliquement de la région lombaire vers la partie inférieure de la paroi abdominale.

Division.

Il s'en faut que cette douleur soit la même dans tous les cas et chez les divers individus.

Les différences qu'elle présente nous forcent à établir des divisions qu'il sera très-utile d'avoir présentes à l'esprit, lorsque le médecin ou le chirurgien voudra intervenir.

1° Il faut, avant tout, bien distinguer la névralgie lombo-abdominale *chez l'homme* et *chez la femme*.

2° Cette névralgie, dans les deux sexes, est *symptoma-tique* (presque constamment), ou *idiopathique*, si elle existe (ce qui est très-douteux).

3° Selon les points les plus douloureux qu'elle pré-sente, on lui donne les noms de : 1° *lombaire*, 2° *scro-tale*, 3° *vulvaire*, 4° *utérine*.

Ces variétés se rencontrent ou isolées, ou combinées. Elles peuvent se succéder chez le même individu d'un moment à l'autre.

Quelques remarques anatomiques et physiologi-ques sur les liens qui unissent certains viscères aux nerfs de la vie animale.

Nous montrerons, en étudiant les causes de cette ma-ladie, la fréquence extrême des altérations anatomiques ou physiologiques des organes contenus dans le petit bas-sin, chez la femme surtout, qui coïncident avec elle. Nous ferons voir que la névralgie lombo-abdominale est le plus souvent pour le médecin un avertissement, et que pour guérir cette douleur il ne doit pas s'adresser à elle-même, si ce n'est dans des cas rares, mais à un organe voisin, à un organe dont le système nerveux est en rela-tion avec les nerfs lombaires en souffrance, par quelques filets de communication.

Mais, dira-t-on, pourquoi n'est-ce pas l'organe malade lui-même qui est le siége de la douleur, puisqu'il possède des nerfs? Pourquoi un nerf du voisinage qui ne lui ap-partient pas se charge-t-il d'exprimer par ses plaintes douloureuses l'état maladif de cet organe?

La réponse est facile. D'abord, s'il est vrai de dire que les viscères du petit bassin, le rectum, la vessie, l'utérus, etc., possèdent des filets nerveux même abondants, il faut reconnaître aussi que ces nerfs appartiennent en grande partie au système nerveux du grand sympathique. Or, tout le monde connaît la presque insensibilité de ce nerf. Cette presque insensibilité, jointe à la lenteur des mouvements des organes contractiles animés par ce nerf, constitue un de ses principaux caractères.

Pour nous faire comprendre, nous rappellerons en deux mots la distribution des nerfs dans les organes de la cavité abdominale et dans les organes du petit bassin en rapport avec les nerfs lombaires. L'estomac, l'intestin grêle, le gros intestin (portion abdominale), le foie, le pancréas, la rate et le rein reçoivent leurs nerfs du grand sympathique, qui accompagne les artères de ces organes pour aller se terminer dans leur épaisseur. Tout le monde connaît le peu de sensibilité de ces organes. Dans le petit bassin, la portion terminale du gros intestin, la matrice, la vessie, l'extrémité supérieure du vagin, les reçoivent du même système nerveux ; mais ici quelques filets des nerfs sacrés sont mélangés aux nerfs sympathiques. Or, les nerfs sacrés appartiennent au système nerveux cérébro-spinal, ou de la vie animale. Les viscères sont donc sensibles ? Peu, car ces filets nerveux venant de la 3e et de la 4e paire sacrée, sont en très-petit nombre, et la sensibilité qu'ils donnent au contenu du petit bassin ne peut en rien être comparée à celle dont sont douées les parties animées uniquement par le système nerveux cérébro-spinal.

Ce qui induit en erreur sur la sensibilité de ces viscères, c'est l'abondance de nerfs sensitifs, qui sont placés à l'extrémité des organes creux du petit bassin. En effet,

l'anus qui termine le rectum possède un grand nombre de
filets nerveux émanant du plexus sacré. Le vagin présente,
à son extrémité inférieure, des nerfs nombreux provenant
du nerf honteux interne, branche du plexus sacré, qui lui
donnent une extrême sensibilité. La vulve, vaste surface
muqueuse placée à l'extrémité du vagin, et qui peut en
être considérée comme l'épanouissement, est riche aussi
en nerfs de la vie animale, provenant, comme ceux dont
nous venons de parler, du honteux interne, et aussi, en
partie, des derniers nerfs lombaires. Enfin, le canal de
l'urèthre et son extrémité renflée, le gland, reçoivent
aussi les nerfs du plexus sacré. Nous répétons que cette
sensibilité exquise du périnée et du pourtour des orifices
qui y sont placés, a fortement contribué à faire considé-
rer comme très-sensibles les organes du petit bassin.
Et, pour donner une preuve évidente de ce que nous
avançons, nous dirons : Vous n'avez qu'à examiner une
femme atteinte d'une maladie de matrice ou de tout autre
viscère avoisinant; demandez à cette femme où elle
souffre : elle sait bien que sa matrice est placée dans la
région du bas-ventre, et, malgré cela, elle vous répondra
sans hésitation aucune : je souffre dans les reins, je
souffre dans le pli de l'aine, je souffre dans la cuisse; et,
en effet, elle pourra accuser des douleurs dans un de ces
points ou dans tous ces points à la fois. En voulez-vous
une autre preuve ? Ne savez-vous pas qu'une lésion orga-
nique du rectum, que le cancer du rectum, en un mot,
n'est pas toujours reconnu par des symptômes locaux,
surtout s'il n'avoisine pas l'anus, mais bien par une névralgie sciatique le plus souvent double. Pourquoi?

C'est ce que nous dirons bientôt; mais, auparavant,
qu'on nous permette de faire remarquer que cette névral-

gie sciatique, qui est l'expression du cancer du rectum, est exactement comparable à la névralgie lombo-abdominale, qui sera l'expression d'un cancer de la matrice, d'une inflammation de cet organe et de tant d'autres altérations que nous aurons soin d'indiquer plus tard.

Si les nerfs de la vie animale manifestent par leurs cris les maladies silencieuses des viscères, c'est qu'entre eux et ces viscères il existe des voies de communication. Le nerf du grand sympathique qui les anime s'anastomose en effet sur plusieurs points avec ceux de la vie animale, et il est facile de le démontrer pour chacun d'eux en particulier. Non, ne parlons pas de la névralgie intercostale et des maladies des organes du thorax qu'elle accompagne, nous ne voulons nous occuper que de la névralgie lombo-abdominale.

Les nerfs qui vont au rein s'anastomosent au niveau de la deuxième vertèbre lombaire avec le premier et le deuxième nerf lombaire, par plusieurs filets.

La vessie et la prostate reçoivent leurs nerfs du plexus hypogastrique, plexus formé par l'anastomose des nerfs sympathiques et des nerfs sacrés ; on comprend donc une communication facile entre les nerfs de ces organes et les branches collatérales et terminale du plexus sacré , qui se distribuent au pourtour du bassin, ainsi qu'à toute l'étendue du membre inférieur.

Le *testicule* reçoit des nerfs sympathiques qui accompagnent l'artère spermatique, et des nerfs qui accompagnent le canal déférent. Or, les premiers se sont déjà anastomosés avec les nerfs lombaires correspondant à l'origine de l'artère spermatique, et ceux qui accompagnent le canal déférent viennent du plexus hypogastrique qui renferme, comme nous l'avons déjà dit, des nerfs de la vie animale, les nerfs sacrés.

Les *vésicules séminales* reçoivent aussi du même plexus hypogastrique, donc elles doivent posséder quelques filets des nerfs sacrés, qui les met en rapport avec les branches du plexus sacré.

Chez la femme, ces anastomoses nerveuses existent aussi, et elles sont ici d'une grande importance, si l'on considère la grande fréquence des affections des organes génitaux internes.

L'*ovaire*, qui est chargé de produire l'œuf, la *trompe* de porter cet œuf dans l'utérus, et l'*utérus* de le conserver dans son sein pendant neuf mois, sont animés par des nerfs du grand sympathique, qui accompagnent l'artère utéro-ovarienne. Mais à leur origine ces nerfs s'anastomosent avec le premier et le deuxième nerf lombaire par plusieurs filaments.

Le *col de l'utérus*, qui a fort peu de nerfs, les reçoit du plexus hypogastrique dans lequel nous avons déjà vu la présence de filets appartenant au plexus sacré.

Le *vagin*, dans ses deux tiers postérieurs, reçoit les nerfs de la même source du plexus hypogastrique.

Il nous semble qu'il est maintenant facile de comprendre comment les maladies des organes que nous venons d'indiquer se manifestent par l'intermédiaire des nerfs de la vie animale. Nous comprenons sans peine qu'une maladie du *rein*, cancer, inflammation, calcul, etc., donne naissance à une névralgie lombo-abdominale. Si le rein ressentait assez sa maladie, il serait douloureux, il se plaindrait lui-même; mais il est dépourvu d'une sensibilité suffisante, et le nerf sensitif, son voisin, son satellite, se charge d'avertir le malade. On peut même dire que cette douleur est une prévision de la nature. En effet, si elle n'existait pas, le malade n'aurait pas conscience de sa maladie, il ne la connaîtrait qu'à un degré très-avancé, lorsque la fonction de l'organe malade serait complétement altérée, et à ce moment peut-être il serait trop tard.

Par l'intermédiaire des nerfs lombaires qui proviennent de la moelle épinière et qui ont reçu les anastomoses du grand sympathique, la moelle est influencé quelquefois, et tellement influencée qu'on voit parfois des maladies des reins, de l'utérus et des autres organes dont nous avons indiqué les anastomoses, déterminer des paralysies des membres inférieurs (paraplégie). Ces paralysies sont plus fréquentes qu'on ne le croit généralement, et souvent on pourrait les guérir indirectement en traitant l'organe malade, *utérus*, *ovaire*, etc.

Les mêmes réflexions s'appliquent aux maladies de la *vessie* et de la *prostate*, seulement les anastomoses sont ici différentes, et au lieu de determiner à la névralgie lombo-abdominale comme les maladies du rein, elles donnent lieu le plus souvent à des névralgies anales, sciatiques, scrotales, en un mot, à des douleurs siégeant dans tous les nerfs du pourtour du bassin et des membres inférieurs. Elles donnent lieu aussi quelquefois aux paraplégies réflexes par le même mécanisme que dans le cas précédent. Rarement elles donnent lieu à la névralgie lombo-abdominale; dans ce cas, on peut expliquer cette névralgie par l'anastomose des deux premiers nerfs lombaires avec le plexus lombo-aortique, au moment où celui-ci descend le long de l'artère-aorte pour se bifurquer et se jeter dans les deux plexus hypogastriques.

De la même manière, les affections des testicules donnent souvent naissance à la névralgie lombo-abdominale, et il n'est pas rare de voir des hommes porteurs d'orchite chronique, de varicocèle surtout, etc., etc., se plaindre d'une douleur lombaire ou d'une douleur dans le pli de l'aine. Ils vont trouver leur médecin qui croit souvent à un rhumatisme. N'est-il pas plus simple d'examiner les organes génitaux et de traiter directement l'orchite, la varicocèle? Nous avons vu plusieurs fois des douleurs atroces des régions lombaire et inguinale chez des hommes atteints de varicocèle, céder du jour au lendemain à l'usage d'un simple suspensoir.

Les pertes séminales involontaires, la spermatorrhée, donnent lieu à des symptômes qui trouvent une explication analogue. Par ces anastomoses nerveuses on comprend que des névralgies anales, sacrées, fessières, sciatiques, que des paraplégies réflexes peuvent être symptomatiques de cette maladie.

N'est-ce pas de cette manière que survient la paraplégie suite de masturbation?

C'est surtout chez la femme qu'on rencontre fréquemment la névralgie lombo-abdominale et les autres névralgies dont nous avons parlé. N'est-il pas facile d'expliquer leur existence? En effet, considérez les nerfs de l'utérus, vous les voyez s'anastomoser au niveau du col avec le plexus sacré, et affecter des rapports avec le nerf sciatique et les nerfs qui entourent le bassin; vous les voyez s'anastomoser avec les premiers nerfs lombaires, et par l'intermédiaire de tous ces nerfs vous voyez un rapport entre les nerfs de la matrice et la moelle épinière. Aussi, vous apercevez déjà se dérouler devant vos yeux les douleurs parfois atroces de la sciatique, les douleurs térébrantes de la région sacrée, les douleurs de la fesse, les douleurs de l'anus, de la vulve, la névralgie lombo-abdominale, et même des paraplégies. Il n'est rien de plus commun que de voir ces douleurs isolées ou réunies chez les femmes, et si vous êtes consultés pour des douleurs de ce genre, rappelez-vous que l'utérus doit être malade, et si ce n'est pas lui, l'exception est assez rare, ce sera l'ovaire, la trompe, etc.

Nous pourrions montrer jusqu'à l'évidence la vérité de ce que nous avançons ici. A l'état normal, quand l'utérus sort de ses conditions ordinaires, on voit se développer la névralgie lombo-abdominale. Ne savez-vous pas qu'un grand nombre de femmes se plaignent de douleurs de rein et de douleurs au pli de l'aine à l'approche et au moment des règles? La femme qui accouche ne se plaint-elle pas de douleurs dans les mêmes régions? Eh bien! cette douleur n'est qu'une névralgie lombo-abdominale qui s'est développée, non pas sous l'influence d'une maladie, mais sous l'influence d'une modification physiologique de l'utérus. A l'époque de la menstruation, le sang afflue vers l'utérus, le congestionne, le fait augmenter de volume; s'il était sensible, il deviendrait douloureux. Pendant l'accouchement, ce sont les contractions utérines qui déterminent l'acuité de ces douleurs qu'on remarque aussi, mais moins vives, dans l'intervalle des contractions; et cela est si vrai, qu'il est ordinaire de dire, en obstétrique, contraction pour douleur et douleur pour contraction. Examinez ces femmes et vous trouverez chez elles les points douloureux de la névralgie lombo-abdominale.

D'autres névralgies moins communes sont aussi produites par les lésions de ces viscères. On voit, en effet bon nombre de femmes accuser des douleurs à la partie antérieure des cuisses, quelquefois à la partie interne, ce sont là des névralgies du nerf crural et du nerf obturateur ; le nerf génito-crural et le fémoro-cutané, tous branches du plexus lombaire, peuvent aussi être affectés. En effet, le plexus lombo-aortique, en descendant le long de l'artère-aorte vers le plexus hypogastrique, s'anastomose avec les nerfs lombaires qui concourent à la formation du plexus lombaire.

Par une explication analogue, il nous semble démontré que la douleur de la fosse iliaque qu'on rencontre dans la fièvre typhoïde n'est autre qu'une névralgie lombo-abdominale, symptomatique de l'altération de l'extrémité inférieure de l'intestin grêle. Nous avons remarqué, en effet, que l'intensité de cette douleur est, d'une manière générale, en raison directe de la profondeur des lésions des follicules clos isolés ou agminés de l'intestin grêle.

* * *

Causes.

La névralgie lombo-abdominale se rencontre beaucoup plus fréquemment chez la femme.

Elle se montre chez elle surtout depuis l'époque de la première menstruation jusqu'à l'époque de la ménopause. Dans l'enfance, elle est presque inconnue ; mais dans la vieillesse, elle n'est pas très-rare. Nous verrons, en effet, qu'après la ménopause la femme conserve souvent des lésions diverses de l'utérus qui déterminent des douleurs réflexes dans les nerfs lombaires. Chez l'homme, elle se montre principalement aussi dans l'âge adulte.

Aucun tempérament, aucune constitution ne sont à l'abri de cette douleur. Cependant il est certain qu'une constitution débile, un tempérament nerveux y prédisposent. Il faut se rappeler aussi que beaucoup de femmes ne deviennent nerveuses et débiles que consécutivement à l'affection dont la névralgie lombo-abdominale n'est que le symptôme, et ne pas prendre l'effet de la maladie pour la cause.

Le retour fréquent de cette névralgie n'étonne point, car elle est presque toujours symptomatique de maladies qui persistent ordinairement pendant un certain temps, et qui sont sujettes aux rechutes et aux récidives.

Les causes les plus fréquentes doivent être recherchées dans la chloro-anémie, ainsi que dans les maladies des organes qui sont contenus dans la cavité abdominale et dans la cavité pelvienne.

1° La chloro-anémie, maladie de la femme, est caractérisée par la diminution des globules du sang et par une prédominance de symptômes nerveux très-variés. Parmi les symptômes nerveux qui se manifestent, on trouve des névralgies nombreuses : névralgies faciale, intercostale, lombo-abdominale, etc. Ces douleurs ont pour caractère essentiel la mobilité. Vous verrez fréquemment des femmes qui se plaignent de douleurs dans le dos et dans le côté ; le lendemain vous serez étonné de voir ces douleurs remplacées par une névralgie de la face, par une migraine ou par une névralgie lombo-abdominale. Pourquoi cette mobilité ? C'est ce qui est difficile à expliquer. Souvent une légère cause suffit : un refroidissement, un coup, une émotion déterminent le déplacement d'une douleur névralgique. Qui ne connaît l'aphorisme d'Hippocrate : *Sanguis moderatur nervorum* (le sang réprime les nerfs) ? On le trouve écrit à chaque page et dans tous les livres. On ne saurait assez le répéter, et tous les jours chaque médecin, chaque chirurgien en reconnaît la vérité.

Nous savons tous, en effet, que si nous donnons des toniques et des ferrugineux à une femme chloro-anémique,
nous réparons le sang pauvre de cette malade, et consécutivement nous faisons disparaître ces symptômes qui se
manifestent du côté du système nerveux : névralgies de
toutes sortes, névroses de l'intelligence, du sentiment,
du mouvement, etc. Cette action du sang sur le système
nerveux, qui n'a pas besoin de démonstration, est quelquefois immédiate et surprenante, lorsque le sujet se
trouve dans des conditions particulières. Qu'on aille à la
Salpêtrière visiter les services d'aliénées, on trouvera là
beaucoup de jeunes femmes assises dans un coin, regar-
dant la terre, avares de mouvements, passant des semaines
sans prendre aucune nourriture : ce sont là des mélanco-
liques qui n'ont pas toutes, bien s'en faut, la même idée
triste. Nous ne voulons pas empiéter sur le domaine de
l'aliénation mentale, mais nous dirons seulement aux médecins aliénistes : Dans un grand nombre de cas, ces
aberrations de l'esprit humain reconnaissent pour cause
la chloro-anémie ; et, pour parler un langage vulgaire, le
sang de ces malades est trop pauvre. En réparant ce sang,
les fonctions du système nerveux se rétabliront. Ce que
nous disons de cette forme d'aliénation mentale s'applique
aussi à la manie et à un grand nombre de délires partiels.
Mais nous ne voulons pas aller trop loin sur ce terrain.
— Nous disions il y a un instant que l'action des toniques,
des reconstituants, est souvent immédiate ; il nous est
arrivé maintes fois de voir certains délires céder momen-
tanément à l'ingestion d'un bouillon, d'une côtelette.
Un fait très-concluant est en ce moment présent à nos
yeux.

Vers le milieu de l'année 1862, il entre une femme

mélancolique dans le service de M. Beau, à l'hôpital de la Charité. Cette femme a fait une perte d'argent considérable. A partir de ce moment, elle n'a mangé que fort peu; elle finit par ne plus manger. Le sang s'apauvrit nécessairement; elle maigrit, pâlit. Quelques semaines après, un beau matin, elle a le délire. Elle a des hallucinations de toute sorte au moment où elle entre à l'hôpital. M. Beau, après avoir bien examiné, interrogé cette femme pendant plusieurs jours, finit par lui faire comprendre qu'elle doit prendre des aliments. En plein délire, on lui fait manger deux côtelettes et boire un peu de vin de Bordeaux; quelques heures après, elle était devenue aussi raisonnable qu'elle avait jamais été. Dès lors, plus d'extravagances maniaques, plus d'idées tristes, plus d'hallucinations. Le lendemain, elle prend encore deux côtelettes : le mieux persiste. Le surlendemain les côtelettes manquent; la malade ne veut pas prendre d'autres aliments. Le soir de ce même jour, le délire maniaque, alternant avec le délire mélancolique, éclate. A la visite suivante, le délire continue; elle passe trois jours sans prendre d'aliments, le délire continue; mais aussitôt qu'on reprend l'usage des côtelettes, le délire disparaît, et cette femme est complétement guérie au bout d'un mois par le seul traitement d'une bonne alimentation.

Nous n'avons pas besoin d'ajouter que chez les femmes aliénées chloro-anémiques, les névralgies intercostales et lombo-abdominales sont très-fréquentes, à moins que ces femmes ne soient privées de sensibilité, ce qui n'est pas rare.

2° Les viscères de la cavité abdominale et du petit bassin, lorsqu'ils sont malades, retentissent dans les nerfs lombaires par les anastomoses des nerfs qui les animent;

nous en avons déjà parlé. Presque toutes leurs maladies prédisposent à la névralgie lombo-abdominale.

A. *Presque toutes les maladies du rein, la néphrite, les calculs rénaux, etc.* — Cette névralgie est si intense, lorsqu'elle accompagne les calculs rénaux, qu'elle détermine une rétraction douloureuse du testicule. Nous avons été témoin d'un fait remarquable, qui montre que la névralgie lombo-abdominale peut être d'une très-grande utilité dans le diagnostic de certaines maladies. (Voyez *Diagnostic.*)

B. *Les maladies du testicule.* — L'orchite, le cancer du testicule sont souvent, mais non toujours, accompagnés par la névralgie lombo-abdominale. Rarement l'hydrocèle la détermine. La varicocèle, au contraire, serait une maladie de peu d'importance si elle ne donnait presque constamment naissance à cette douleur névralgique.

C. *Les maladies de l'utérus et de ses annexes.* — Nous ne possédons pas de statistique, mais nous croyons pouvoir affirmer que chez la femme, quatre-vingt-quinze fois sur cent, la névralgie lombo-abdominale est liée à une affection des organes génitaux internes, de la matrice surtout. Qu'une femme se présente à vous avec cette douleur bien caractérisée, interrogez aussitôt l'utérus, et vous trouverez infailliblement des pertes blanches, des pertes rouges, de la pesanteur au périnée, des envies fréquentes d'uriner, des hémorrhagies rectales, des douleurs térébrantes de la région sacrée, des névralgies anales ou vulvaires, des sciatiques, etc., etc.; en un mot, tous les symptômes isolés ou réunis des diverses maladies de matrice. Si l'on nous demande quelles sont les affections utérines qui déterminent le plus souvent la névralgie lombo-abdominale, nous répondrons : toutes sans exception ; les *inflammations aiguës* ou *chroniques de l'utérus*, les *flueurs blanches*, tous les *déplacements de l'utérus* (*version, flexions, chute de la matrice, etc.*), la *métrorrhagie*, le cancer et le *tubercule de la matrice*, les *inflammations de l'ovaire* ou *de la trompe*, le *cancer* et le *tubercule de ces organes*.

Bien plus, le dérangement physiologique des organes génitaux internes de la femme est souvent accompagné de douleurs lombaires et inguinales siégeant sur le trajet des nerfs lombaires. C'est ce qui arrive au moment de la menstruation chez beaucoup de femmes : ce sont ces douleurs qui forment le caractère essentiel de la dysménorrhée ; ce sont ces douleurs que présente la femme qui accouche. Nous voudrions pouvoir développer plus longuement ces quelques mots, mais nous serions entraîné trop loin. Nous espérons que le lecteur attentif sera suffisamment édifié.

D. La *vaginite virulente* ou *non virulente* est fréquemment compliquée de névralgie lombo-abdominale, lorsque la surface du museau de tanche participe à l'inflammation.

E. *Beaucoup de fistules urinaires, surtout celles qui atteignent l'utérus.* — Nous avons pu remarquer, en effet, parmi le grand nombre de *fistules vésico-vaginales, vésico-utérines, vésico-utéro-vaginales*, que nous avons rencontrées pendant notre internat dans le service de M. le professeur Jobert (de Lamballe), la fréquence de la névralgie lombo-abdominale. Nous l'avons observée dans plus des deux tiers des cas ; elle a toujours existé lorsque l'utérus faisait partie de la fistule.

F. Les *maladies de la vessie* sont un peu moins souvent compliquées de névralgie lombo-abdominale que les maladies de l'utérus et du rein. Elles donnent naissance surtout à des douleurs réflexes du périnée, du pourtour du bassin et des membres inférieurs. Mais il n'est pas rare de voir la névralgie lombo-abdominale coïncider avec les *calculs vésicaux*, les *abcès de la prostate*, les *tubercules de la prostate*, les *rétrécissements de l'extrémité vésicale du canal de l'urèthre*, les *maladies des vésicules séminales*, la *spermatorrhée*. Alors, dans presque tous ces cas, on trouve en même temps d'autres névralgies réflexes, et parfois la paralysie des membres inférieurs.

G. Les *maladies du gros intestin*, celles de l'*intestin grêle*, donnent quelquefois naissance à la névralgie lombo-abdominale. Nous avons déjà dit que, pour nous, la douleur de la fosse iliaque droite, dans la fièvre typhoïde, n'est qu'un point douloureux de cette névralgie. Nous l'avons constatée une fois dans le cancer du gros intestin. Les maladies du rectum se comportent à ce point de vue comme les maladies de la vessie.

Avant d'abandonner ce chapitre, nous dirons que la névralgie intercostale présente des causes analogues à celles de la névralgie lombo-abdominale. Ces causes résident le plus souvent dans des viscères dont les nerfs s'anastomosent avec les nerfs intercostaux, et non, comme le dit M. Bassereau, dans l'utérus. On sait que beaucoup de maladies de l'estomac sont accompagnées de névralgie intercostale du neuvième au dixième espace intercostal. Souvent les affections du cœur la déterminent. Qu'est-ce que le point de côté de la pneumonie et de la pleurésie, si ce n'est une douleur névralgique d'un nerf intercostal? Nous admettons difficilement ici une névrite. Enfin, pour nous, les douleurs sous-claviculaires et susepineuses des phthisiques sont dues à une névralgie des premiers nerfs intercostaux.

Symptômes.

Cette névralgie se reconnaît aux caractères suivants : le malade accuse une douleur dans la région des reins, se continuant obliquement en bas et en avant vers le pli de l'aine. Comme dans toutes les névralgies, il y a ici deux espèces de douleurs : l'une, intermittente, qui revient à des intervalles variables, et qui détermine les accès névralgiques ; l'autre, continue, contusive, et que l'on réveille facilement par la pression et quelquefois par les mouvements du tronc. Si, après un accès névralgique, on exerce une pression sur le trajet du nerf, en allant de son origine vers sa terminaison, on réveille une douleur qui est beaucoup plus vive au niveau de certains points que Valleix appelait *points douloureux*. Si ces points son quelquefois limités, il faut dire aussi que souvent la douleur est disséminée le long du tronc nerveux. C'est au milieu de ces points que les malades ressentent l'acuité de leur douleur : il leur semble que de là la douleur va en s'irradiant dans tous les sens et à une très-petite distance : c'est pour cela qu'on les a désignés sous le nom de *foyers douloureux*.

Dans la névralgie lombo-abdominale, ces points douloureux ont un siége déterminé. On les trouve : 1° au niveau des muscles de la masse commune, au point d'émergence du filet postérieur du nerf lombaire (*point lombaire*) ; 2° au milieu de la crête de l'os des iles (*point*

iliaque); 3° au-dessus du pubis, près de la ligne blanche
(*point hypogastrique*) ; 4° au milieu du pli de l'aine (*point
inguinal*) ; 5° au milieu de la grande lèvre chez la femme,
du scrotum chez l'homme (*point scrotal*).

Tels sont les points et foyers douloureux de cette névralgie lorsqu'elle est complète. Nous disons complète,
parce qu'on voit très-souvent des malades n'accuser que
quelques-uns de ces points douloureux. Certains en
présentent trois, quatre, d'autres n'en présentent qu'un,
et l'on comprend qu'il doit être aisé de commettre une
erreur dans ce cas. Lorsque le point lombaire existe seul,
on a beaucoup de tendance à penser à un lumbago. Si
c'est le point pubien isolé, on ne pense pas toujours à
une névralgie. Le point inguinal existe-t-il seul? Ici
les erreurs sont fréquentes, etc., etc. Lorsqu'on a trouvé
ces points douloureux bien limités, peut-on confirmer son
diagnostic par d'autres symptômes? Oui, le plus souvent,
chez la femme surtout, car, chez elle, la névralgie lombo-
abdominale coïncide souvent avec une autre névralgie;
elle est liée quelquefois à un état chloro-anémique; enfin,
dans la grande majorité des cas, un examen approfondi
de l'utérus et de ses annexes fera découvrir quelque lésion
qu'un traitement approprié emportera en même temps
que la névralgie qui en était le symptôme.

Diagnostic.

La névralgie lombo-abdominale est peut-être la maladie le plus fréquemment méconnue. On se fait difficilement une idée du nombre d'erreurs qui se commettent

chaque jour : on la confond souvent avec des inflammations : *péritonite*, *abcès de la fosse iliaque*, *métrite*, *co-
lite*, etc., etc.

Ce n'est pas le diagnostic entre elles des maladies qui
déterminent cette névralgie que nous allons étudier, mais
bien le diagnostic entre la névralgie et certaines maladies
qui ont avec elle plus ou moins de ressemblance.

Nous verrons :

1° Des maladies générales,

2° Des maladies constitutionnelles,

3° Des maladies de l'appareil digestif,

4° Des maladies de l'appareil urinaire,

5° Des maladies de l'appareil génital,

6° Des maladies de la séreuse péritonéale,

7° Des maladies des os et des articulations,

être confondues avec la névralgie lombo-abdominale.

A. *Maladies générales.* — Ce n'est pas qu'une névralgie lombo-abdominale simple et isolée puisse être prise
pour une maladie générale, mais on peut voir cette névralgie liée à un état pathologique de quelque viscère être
la source d'erreurs. En voici un exemple, qui n'est certainement pas le seul dans la science, et qui s'est passé
sous nos yeux.

Dans le courant de l'année 1862, un adulte entra dans
une salle d'hôpital. Cet homme était dans la prostration.
La maladie avait débuté par un frisson, six jours auparavant, et depuis le début, les symptômes avaient été en
augmentant. Il y avait, au moment de l'entrée, une douleur
dans la fosse iliaque droite avec un peu de gargouillement,
et une douleur dans la région lombaire du côté droit. Le
chef de service crut à une fièvre typhoïde et formula son
diagnostic. Comme nous songions souvent à la névralgie

lombo-abdominale, il nous sembla reconnaître assez exactement trois points douloureux propres à cette névralgie. Nous examinâmes alors les urines et nous y trouvâmes de l'albumine en assez grande abondance. Nous avions évidemment là une néphrite aiguë, et nous avions été conduit à la reconnaître par la névralgie lombo-abdominale. L'autopsie confirma notre diagnostic. Le rein droit était hypérémié et à la coupe nous trouvâmes le tissu du rein parsemé de petits abcès.

B. *Maladies constitutionnelles.* — Le rhumatisme des muscles de la région lombaire, le rhumatisme des muscles abdominaux peuvent induire en erreur. Cette erreur est facile; cependant on se souviendra de l'étendue plus considérable des douleurs rhumatismales, de leur plus grande acuité pendant les contractions musculaires, et presque toujours de l'absence de lésions viscérales ayant quelques rapports avec les nerfs lombaires.

C. *Maladies de l'appareil digestif.* — Nous avons vu les lésions de l'iléon et celles du cæcum donner lieu, dans la fièvre typhoïde, à une névralgie lombo-abdominale; d'après ces faits et d'après la nature de certaines maladies, nous croyons qu'on a souvent pris des névralgies lombo-abdominales pour des entérites, etc., etc. Presque toutes les maladies du tube digestif doivent déterminer cette névralgie; ce point mérite quelques recherches.

D. *Maladies de l'appareil urinaire.* — Des néphrites simples, des néphrites calculeuses surtout sont méconnues quelquefois lorsqu'elles s'accompagnent de névralgie lombo-abdominale. Ce n'est pas, à vrai dire, ici une erreur de diagnostic, mais un diagnostic incomplet. Dans ces cas, le symptôme névralgie a été reconnu; mais on ne va pas plus loin, et la lésion rénale reste inaperçue.

Le point hypogastrique isolé a fait croire maintes fois à une affection de la vessie ou de l'utérus, alors que ces organes n'étaient pas malades. Le point scrotal chez l'homme, le point de la grande lèvre chez la femme sont quelquefois désignés, et nous en avons vu des exemples sous le nom d'hyperesthésie du scrotum et de la vulve.

E. *Maladies de l'appareil génital.* — Ce sont surtout les points inférieurs ou antérieurs de la névralgie qui font quelquefois commettre des erreurs. Chez la femme, par exemple, il est fréquent de voir le point hypogastrique faire croire à l'existence d'une métrite ou d'une autre affection de l'utérus, tandis que cet organe est parfaitement sain.

F. Que de fois nous avons vu cette névralgie prise pour une *péritonite*, pour un *phlegmon de la fosse iliaque !*

1° *Une jeune fille hystérique* était couchée, en 1862, au n° 52 de la salle Sainte-Marthe, à la Charité (service de M. Beau), depuis un an environ. Elle présentait des symptômes fort curieux, qui ne doivent pas nous arrêter ici. Notons cependant chez elle un état chloro-anémique très prononcé, et une grande tendance aux accidents névralgiques. Souvent elle se plaignait d'une névralgie faciale; plus tard, d'une névralgie intercostale, d'une névralgie lombo-abdominale, ou d'une névralgie sciatique. Cette mobilité de la douleur nerveuse était frappante dans ce cas. Un matin, à la visite, la malade se tordait sur son lit, poussait des cris déchirants et se plaignait de douleurs atroces dans le ventre. — L'abdomen était tendu, extrêmement douloureux à la pression ; il paraissait un peu ballonné. Le faciès altéré exprimait une extrême souffrance ; les yeux étaient caves, la respiration courte et anxieuse, le pouls petit et fréquent, la peau chaude, et,

pour que l'erreur fût plus facile, il y avait des vomissements bilieux d'un vert très-foncé et peu abondants.
M. Beau, qui s'est bien souvent trouvé aux prises avec
des affections nerveuses de toute sorte, n'hésita pas à
porter le diagnostic péritonite, et à instituer un traitement approprié. Le surlendemain, guérison complète. La
malade nous apprit alors que cette violente douleur était
survenue après une contrariété. Un mois environ après
cette attaque, les mêmes accidents se reproduisirent avec
la même intensité. Malgré les accidents antérieurs, on
penchait fortement du côté de la péritonite; cependant
on attendit, et un vésicatoire volant emporta tout le mal.
Chez cette même jeune fille, les accidents se renouve-
lèrent cinq à six fois, toujours sous l'influence de causes
morales qui, parfois, déterminaient des attaques convul-
sives, et, dans tous les cas, ces douleurs vives cédaient
à l'application d'un ou de deux vésicatoires volants.

Notons en passant que, dans l'intervalle de ces accès,
les points douloureux de la névralgie lombo-abdominale
existaient à la pression, ce qui donna l'idée d'examiner
l'utérus. On trouva en effet une inflammation chronique
considérable du col.

2° Dans la même salle était couchée, au n° 12, une
jeune femme hystérique et paraplégique. Elle présentait
fréquemment des accès douloureux dans les nerfs intercostaux, et les points de la névralgie lombo-abdominale
étaient sensibles à la pression (du côté gauche). Cette
femme vomissait presque tous les aliments qu'on lui
donnait. Un matin elle fut réveillée par une douleur très-
vive dans la région du ventre; elle ne pouvait pas supporter le poids des couvertures. Cependant l'abdomen,
dont les muscles étaient contractés, n'était pas ballonné;

-mais le facies était profondément altéré, la peau chaude
et couverte de sueur froide, le pouls très-fréquent, petit
et serré. L'appétit était complétement perdu ; il y avait
des vomissements d'un vert porracé. — M. Beau, en présence de ces symptômes, fit observer à sa clinique que
souvent on était trompé par la névralgie lombo-abdominale, comme dans le cas que nous avons cité plus haut ;
« mais ici, disait-il, la péritonite nous paraît évidente ; »
et cependant un vésicatoire volant enleva cette péritonite
en moins de vingt-quatre heures. Comme chez la jeune
fille du n° 52 dont nous venons de parler, ces accès se sont
renouvelés fréquemment et ont facilement cédé à un traitement peu énergique ; quelquefois même ils ont cédé
spontanément. Comme chez elle aussi on eut l'idée d'examiner les organes génitaux, et cet examen démontra l'existence d'une métro-vaginite très-intense qu'on n'avait
même pas soupçonnée.

3° Nous donnons nos soins depuis quelque temps à une
jeune dame qui nous a fourni, dans un cas, l'occasion de
méditer sur ce point. Cette dame, chloro-anémique, est
atteinte d'antéversion de l'utérus. Elle présente à l'état
permanent les points douloureux de la névralgie lombo-
abdominale des deux côtés. — Dans le courant de l'année 1861, à la suite d'une métrorrhagie assez considérable, elle est prise de douleurs violentes dans la moitié
inférieure de la paroi abdominale. Elle ne peut supporter
la moindre pression. Le pouls est petit, fréquent ; le facies
est altéré ; il y a des nausées, mais sans vomissements. —
Un médecin est appelé en notre absence ; il diagnos-
tique une péritonite, et institue un traitement énergique. Elle ne veut se soumettre à ce traitement qu'après
notre retour. Connaissant notre malade, nous n'eûmes pas

de peine à voir là une erreur. On appliqua simplement deux petits vésicatoires volants, et le mal fut enlevé.

Nous pourrions citer d'autres exemples de ce genre, mais ils ont entre eux une si grande analogie, que les précédents suffisent pour fixer l'attention sur ce point.

4° Nous avons vu dans un cas une névralgie lombo-abdominale dont le point inguinal était très-intense, être prise pour un phlegmon de la fosse iliaque.

Au mois de mai 1862 était couchée, au n° 21 de la salle Sainte-Marthe, à la Charité, une grande jeune fille blonde affectée de métro-vaginite parfaitement caractérisée. Elle présentait les points douloureux de la névralgie lombo-abdominale, que chaque examen au spéculum exaspérait d'une manière assez notable. Un jour entre autres, cet examen, qui était toujours redouté par la malade, fit développer chez elle des accidents d'une grande intensité. Quelques instants après l'examen, une douleur atroce se fait sentir dans le pli de l'aine du côté gauche ; cette douleur s'irradie dans la grande lèvre et occupe un espace assez considérable. La malade ne peut supporter le moindre contact, la moindre contraction des muscles de la région douloureuse ; elle est clouée sur son lit par la douleur, qui lui arrache des cris. Elle a la peau chaude, le pouls plein, fréquent. Il existe de la céphalalgie et de la constipation. Nous connaissions alors les accidents de ce genre, nous connaissions surtout la malade ; mais plusieurs médecins à qui nous la montrâmes, mais la plupart des élèves qui l'examinèrent, n'hésitèrent pas à diagnostiquer un phlegmon de la fosse iliaque, phlegmon éphémère, qu'un vésicatoire enleva en quelques heures.

G. *Maladies des os et des articulations.* — Sans parler de ces points douloureux qui siégent au niveau des os, et qui pourraient faire croire à des lésions osseuses, nous rappellerons un cas de névralgie lombaire ayant fait croire longtemps à l'existenec d'un mal de Pott. Nous croyons cette erreur fréquente, de même que celle qui consiste à prendre ce point douloureux pour une maladie de la moelle.

Dans la salle Sainte-Marthe, n° 52, hôpital de la Charité, était couchée une jeune fille hystérique dont nous avons déjà parlé. Lorsque, le 1er janvier 1862, M. Beau prit le service de la salle Sainte-Marthe, il apprit que cette jeune fille était hystérique et affectée du mal de Pott. Pendant quelques jours on s'en tint à ce diagnostic, mais bientôt une névralgie lombo-abdominale nous détermina à explorer la région lombaire. Que constatâmes-nous ? 1° une douleur intense en arrière : c'était le point lombaire de la névralgie; 2° une déformation : c'était la saillie anormale d'une apophyse épineuse lombaire. Ce qui confirma notre manière de voir, ce fut la marche de la maladie. En effet, quelque temps après, cette jeune fille a pu se lever, marcher, et n'a présenté aucun des symptômes de l'affection vertébrale. Aujourd'hui elle jouit d'une santé qui ne laisse rien à désirer.

Pour en finir avec ce diagnostic, nous ajouterons quelques mots seulement.

Lorsque vous rencontrerez un malade, une femme surtout, se plaignant de douleurs dans la région du bas-ventre, dans le pli de l'aine, dans la région des reins ou dans ces trois points en même temps, cherchez avec soin et de prime abord si vous ne rencontrez pas les points douloureux de la névralgie lombo-abdominale. Nous disons de prime abord, parce que les douleurs de ces régions reconnaissent le plus souvent pour cause cette névralgie. Vous ne serez pas exposé alors à prendre cette douleur pour une maladie des muscles ou des viscères. Si cette névralgie se montre en même temps qu'une accélération du pouls et un peu de céphalalgie, accidents assez communs chez la femme, prenez bien garde, vous serez tenté de croire à un foyer phlegmasique siégeant en quelque point de la cavité abdominale.

Traitement.

Il ne suffit pas de reconnaître l'existence de la névralgie qui nous occupe ; il faut, après l'avoir constatée, indiquer les moyens propres à la combattre.

Faut-il s'adresser à la douleur ? faut-il s'adresser à la lésion de l'organe qui en est le point de départ ? ou bien faut-il porter les armes d'un autre côté, attaquer l'organisme ?

Telles sont les questions que nous devons nous adresser.

La douleur est certainement un ennemi qu'il faut toujours combattre et le plus rapidement possible. C'est ce que nous croyons devoir faire dans les cas de névralgie qui nous occupent. Mais, qu'on le sache bien ! si dans beaucoup de cas on parvient à atténuer, à faire disparaître même la douleur, dans ces mêmes cas, on n'a pas pris le mal à sa racine, et quelque temps après la même douleur se manifeste. Ce retour de la douleur est des plus variables. Quelques heures, quelques jours, quelquefois plusieurs semaines peuvent se passer sans souffrances.

Les moyens employés pour la combattre sont extrêmement nombreux. Sans les faire tous connaître, nous indiquerons quels sont ceux qui, d'après notre expérience, méritent le plus de confiance.

Si les douleurs ne sont pas extrêmement aiguës, si elles ont plusieurs jours de durée, si elles sont supportables, l'application de vésicatoires volants remplit parfaitement le but.

Ces vésicatoires doivent être appliqués sur le point le plus douloureux. S'il existe deux points très-douloureux, deux vésicatoires deviennent nécessaires. Dans les cas où les foyers de douleurs ne sont pas bien limités, ou la douleur suit le trajet du nerf, on peut se trouver bien de l'application d'un vésicatoire de 20 centimètres de long sur 2 centimètres de large que l'on applique sur le trajet du nerf. Souvent la douleur résiste à ces moyens. Dans ce cas il faudra arroser le derme dénudé par le vésicatoire, avec dix gouttes du liquide suivant :

Acétate de morphine..... 5 centigrammes.
Eau distillée .... 2 grammes.
Acide acétique........... q. s. pour opérer la dissolution.

Dans certains cas on est forcé d'insister sur les vésicatoires et d'en faire une deuxième application après quelques jours.

Si les douleurs sont atroces, intolérables et s'il faut apporter un remède immédiat, on se trouvera parfaitement du moyen suivant qui nous a réussi dans plusieurs circonstances. Il suffit de déterminer en quelques minutes le soulèvement du derme par l'application sur le point douloureux d'une mince couche de pommade de Gondret, et d'arroser avec dix gouttes de solution d'acétate de morphine, comme nous l'avons dit plus haut.

Les injections sous-cutanées faites avec différentes solutions calmantes donnent quelquefois de bons résultats.

La cautérisation au fer rouge le long du nerf douloureux (cautérisation transcurrente) constitue un moyen excellent, mais peu de malades veulent s'y soumettre.

Quelques malades se trouvent bien des inhalations de chloroforme.

Enfin les narcotiques à l'intérieur et à l'extérieur sont administrés tous les jours. Ils sont, en effet, de puissants auxiliaires, administrés sous toutes les formes possibles.

De nombreux liniments ont aussi été employés. Parmi ceux-ci, celui qui nous a paru le plus efficace se compose de 60 grammes d'huile camphrée, 60 grammes de baume tranquille, 5 grammes de laudanum de Sydenham, 5 grammes de chloroforme, et 5 grammes d'essence de térébenthine.

Quoi qu'il en soit, il faut bien qu'on sache que si nous donnons la préférence aux vésicatoires, c'est parce qu'ils nous ont paru enlever plus rapidement la douleur. Cependant il faut dire qu'ils sont impuissants chez certains sujets, et alors il faut chercher parmi les autres moyens celui qui est le mieux approprié à l'état du malade.

Il faut ne pas oublier aussi que le moyen est simplement palliatif, et que, dans presque tous les cas, si l'on veut obtenir une cure radicale, il faudra s'adresser à la source de la névralgie lombo-abdominale.

Nous disions il y a un instant qu'on devait s'adresser à l'organe qui est le point de départ de la névralgie. On ne peut pas ici formuler de traitement applicable à tous les cas ; il est aisé de comprendre que chaque cas isolément réclamera un traitement particulier. C'est ainsi qu'il faudra s'adresser soit au rein, soit à un autre des nombreux organes contenus dans la cavité abdominale ou dans le petit bassin, organes dont les nerfs sont en relation intime avec les nerfs lombaires, siége de la névralgie lombo-abdominale.

Nous avons vu que parmi ces organes l'utérus et l'ovaire se placent en première ligne, et que chez la femme il est presque constant de rencontrer une lésion de ces organes lorsqu'il existe une névralgie lombo-abdominale. Ce serait ici le moment de parler du traitement des affections de l'utérus, mais l'espace ne nous le permet pas, et il nous suffira de dire que c'est toujours à la lésion qui en est le point de départ qu'il faut s'adresser.

Il est bon nombre de cas dans lesquels il ne suffit pas de diriger les moyens de traitement vers l'organe primitivement lésé. Chez beaucoup de femmes, la névralgie lombo-abdominale est entretenue par un état chloro-anémique qu'il ne faut pas négliger. Chez certaines même la névralgie est sous la domination de la chloro-anémie seulement. Le médecin doit, dans tous ces cas, reconstituer l'organisme. Il doit adresser au sang des ferrugineux sagement administrés (et cela est moins facile qu'on ne le croit quelquefois). Il ne doit négliger aucun de ces puissants modificateurs de l'organisme : alimentation substantielle, divers exercices trop négligés (équitation, nage, gymnastique, etc.), douches froides, bains froids, etc., etc.

M. Bassereau (1) dit dans sa thèse, page 22 : « *Que la névralgie intercostale est, le plus souvent, symptomatique de l'affection de quelque viscère, dont la souffrance est transmise aux nerfs intercostaux par les anastomoses que le nerf grand splanchnique a avec eux.* »

Nous nous associons aux idées de M. Bassereau, mais nous cessons d'être d'accord avec lui quand il dit que la névralgie intercostale est, le plus souvent, symptomati-

___

(1) Thèse de Paris, 29 avril 1840. — *Essai sur la névralgie des nerfs inter costaux considérée comme symptôme de quelques affections viscérales.*

que d'une affection utérine. Pour donner plus d'autorité
à son opinion, il s'appuie sur la fréquence plus grande de
cette névralgie chez la femme, et sur ce qu'un grand nombre d'auteurs, tels que Nicod, Prayer, Brown, Parrish,
Griffin, Ollivier et Valleix, ont signalé des troubles de la
menstruation, la métrite, l'ovarite, l'état chlorotique,
l'hystérie, coïncidant avec la névralgie intercostale. Cette
opinion nous paraît résulter d'un examen incomplet. Si
M. Bassereau n'avait pas été préoccupé de la névralgie
intercostale, il aurait exploré les régions lombaire et inguinale de ses malades, et là il aurait trouvé d'autres
points douloureux; il aurait trouvé une névralgie lombo-
abdominale symptomatique de l'affection utérine, et une
névralgie intercostale symptomatique de l'affection d'un
organe dont les nerfs s'anastomosent avec les nerfs intercostaux, l'estomac. En effet, dans les affections utérines,
comme le fait remarquer M. Beau dans ses cliniques,
l'estomac est en souffrance, il y a une dyspepsie; et, très-
souvent, il arrive à M. Beau d'annoncer cette dyspepsie
sans interroger l'estomac, par la présence seule des points
douloureux intercostaux. Nous comprenons maintenant
comment M. Bassereau a été induit en erreur, et comment il a attribué à l'utérus ce qui revient à l'estomac.

Valleix (1) voulait isoler la névralgie lombo-abdominale comme une espèce morbide, mais il ne peut s'em-
pêcher de reconnaître qu'il y a souvent des affections
utérines concomitantes.

Chomel (2), M. Malgaigne (3) ont écrit sur la névralgie

(1) *Traité des névralgies*, 1841.
(2) *Dictionnaire* en 30 volumes. UTÉRUS (névralgie).
(3) *Névralgie utérine et d'un nouveau moyen de traitement* (*Revue médico-
chirurgicale*, décembre 1848.

utérine, laissant de côté, pour ainsi dire, la névralgie lombo-abdominale. Il se pourrait bien que dans l'exploration du col utérin par le toucher et par le spéculum, le chirurgien prît pour une douleur névralgique du col une douleur du voisinage ; car, dans cette région, le plexus hypogastrique, le plexus sacré sont bien voisins du col utérin. D'un autre côté, on sait que la pelvi-péritonite est fréquente aussi dans les affections utérines.

M. Neucourt (1) parle longuement de la névralgie des plexus lombaires et sacrés. Nous sommes heureux d'être complétement d'accord en tous points avec ce médecin distingué.

M. Marotte, en 1860, dans les *Archives de médecine*, a parlé de la névralgie lombo-abdominale ; il a beaucoup insisté sur la métrorrhagie déterminée quelquefois par cette névralgie. D'après notre manière de voir , nous croyons plutôt que la métrorrhagie est cause et non effet.

M. Lizé, de l'hôpital de la Maternité au Mans, a publié, en 1861, dans le numéro 49 de la *Gazette des hôpitaux*, un article sur la névralgie lombo-abdominale pendant la grossesse. Cet article vient en tous points confirmer ce que nous avons avancé dans plusieurs passages de cette thèse.

M. Beau, notre savant maître, a publié aussi, en 1861, des *Leçons sur la névralgie lombo-abdominale*. Qu'il nous suffise de dire que nos idées sont les siennes, et que c'est à son école que nous les avons puisées. C'est à lui, en effet, que nous devons d'avoir attiré notre attention sur cette névralgie, ce dont nous le remercions bien sincèrement,

(1) *Archives de médecine*, 5ᵉ série, t. XII, 1858.

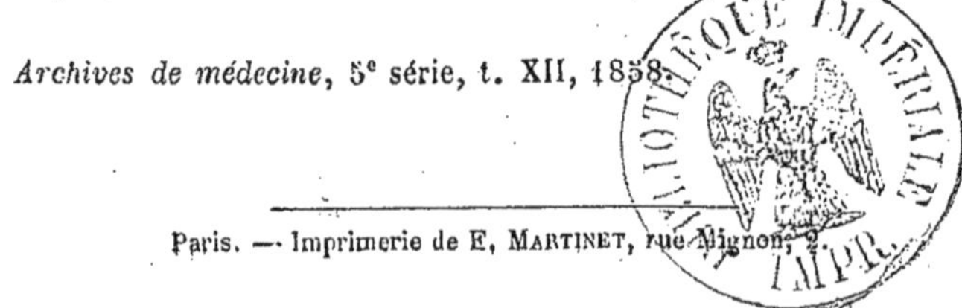

Paris. — Imprimerie de E. MARTINET, rue Mignon, 2.